VILLE DE PARIS.

DIRECTION DES TRAVAUX.

SERVICE DES EAUX.

ALIMENTATION EN EAU DE LA VILLE DE PARIS.

RAPPORT

FAIT

AU NOM DU COMITÉ CONSULTATIF D'HYGIÈNE PUBLIQUE DE FRANCE

SUR LE PROJET

DE CAPTAGE ET D'ADDUCTION À PARIS

D'EAUX SOUTERRAINES

DE LA VALLÉE DE L'YONNE,

SITUÉES ENTRE SENS ET COURLON,

PAR

M. JACQUOT,

INSPECTEUR GÉNÉRAL DES MINES EN RETRAITE.

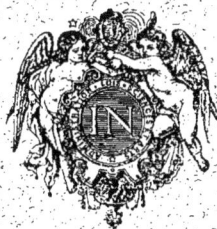

PARIS.

IMPRIMERIE NATIONALE.

M DCCC LXXXIX.

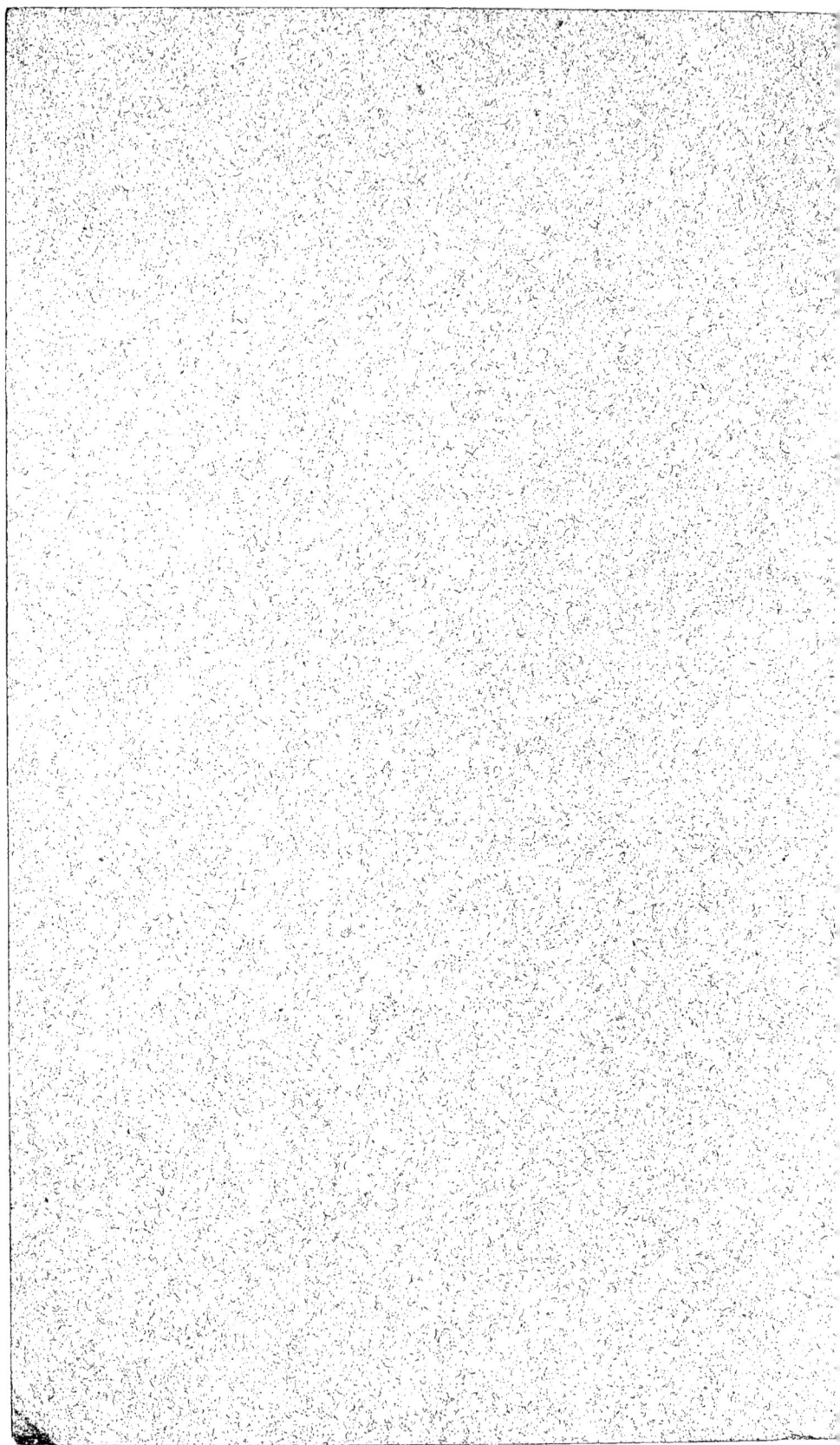

Séance du 19 novembre 1888.

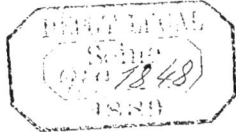

SALUBRITÉ PUBLIQUE.

ALIMENTATION EN EAU DE LA VILLE DE PARIS : PROJET D'ADDUCTION
D'EAUX SOUTERRAINES DE LA VALLÉE DE L'YONNE, SITUÉES ENTRE
SENS ET COURLON.

M. JACQUOT, *rapporteur.*

Dans la séance du 12 du courant, M. le Ministre du commerce
et de l'industrie a soumis au Comité d'hygiène un dossier afférent
à un projet de captage et d'adduction à Paris d'eaux souterraines
existant dans la vallée de l'Yonne aux environs de Sens. Il n'est
pas hors de propos de faire connaître les conditions dans lesquelles le projet se présente. Il émane des ingénieurs des ponts et
chaussées attachés au service de l'hydraulique, qui ressortit au
Ministère de l'agriculture, depuis que les irrigations ont été dé-
tachées de celui des travaux publics pour reprendre leur place
naturelle. Après avoir suivi la filière administrative et avoir été
adopté par la Commission supérieure de l'hydraulique, le projet
a été recommandé par le Ministre à l'attention du Préfet de la
Seine comme pouvant donner des eaux éminemment propres à la
consommation et fournir le complément de l'alimentation de la
ville de Paris. Sur l'avis de M. l'ingénieur en chef Humblot, le
Préfet a adressé directement le dossier à M. le Ministre du commerce en le priant de demander l'avis du Comité d'hygiène sur la
qualité des eaux de la nappe souterraine à capter. Ce n'est donc
pas un projet ferme, préparé par le Service des eaux de la ville de
Paris, qui est actuellement soumis au Comité. Ce service ne nous
demande qu'une simple consultation sur la valeur du projet au
point de vue hygiénique, afin de savoir s'il doit oui ou non le
prendre en considération.

Le promoteur de l'idée du captage des eaux souterraines de la
vallée de l'Yonne est M. Cahen, actuellement ingénieur en chef
du service hydraulique à Chartres. L'avant-projet qui figure au

1

dossier a été dressé, sur l'invitation du Ministre de l'agriculture, par MM. Bonneau et Barlatier de Mas, le premier ingénieur ordinaire, le second ingénieur en chef de l'hydraulique agricole dans le département. Enfin c'est M. l'inspecteur général Rousseau, attaché à l'administration centrale de ce service, qui a présenté l'affaire à la Commission supérieure de l'hydraulique dans sa séance du 27 juillet dernier.

Il n'est que juste de reconnaître les soins apportés par les ingénieurs de l'Yonne à l'étude de la question posée par M. Cahen. Ils ont fait des expériences intéressantes et ils en ont rendu compte dans des rapports très développés, accompagnés de plans et de coupes à grande échelle qui témoignent de leur zèle. Amené par l'examen du dossier à combattre leurs conclusions, que je considère comme absolument inacceptables au point de vue de la salubrité publique, je ne fais que remplir un devoir en rendant hommage dès le début de mon rapport au travail sérieux qu'ils ont entrepris.

Le projet des ingénieurs de l'Yonne embrasse les 19 kilomètres de la vallée qui s'étendent entre Courlon, gros bourg situé à quatre lieues de Montereau, et Sens. Pour faire connaissance avec les lieux, il faut se transporter par la pensée dans cette dernière ville. A la hauteur de Sens, l'Yonne coule dans une vallée assez largement ouverte entre les coteaux dont le sol est formé par l'étage le plus élevé de la craie dans le bassin de Paris et l'équivalent d'ailleurs de celui qui paraît et est exploité au Bas-Meudon. A la surface des collines de la rive droite, il y a quelques lambeaux de terrains tertiaires, argile à silex et argile plastique, qui sont imperméables, tandis que, sur la rive gauche, ces mêmes terrains forment un manteau qui masque presque complètement la formation crétacée. Dans le fond des vallées, on trouve une plaine d'alluvions anciennes et modernes, ayant en moyenne 2 kilomètres de largeur et dont le sol est constitué par une couche de limon superposée à un dépôt de gravier. Près de Sens, l'Yonne coule au pied du versant gauche de la vallée, qui est abrupte. La plaine alluvienne est dès lors tout entière sur la rive droite, à la base de coteaux en pente douce. A Pont-sur-Yonne, la rivière traversant la vallée en diagonale, la disposition relative de la plaine et des collines se trouve inverse.

M. Bonneau a tracé sur la carte du dépôt de la Guerre les limites approximatives du bassin correspondant aux 19 kilomètres qui séparent Sens de Courlon. En nombres ronds, il comprend sur la rive droite de l'Yonne 3oo kilomètres carrés, tandis qu'il n'y en a que 1oo sur la rive gauche, où les coteaux plus ardus atteignent promptement la ligne de faîte.

L'hydrographie souterraine de cette petite région est bien simple. La craie de Sens est une roche poreuse et essentiellement perméable; mais l'étage auquel elle appartient ne renferme aucune couche étanche capable de retenir l'eau. En s'infiltrant dans de pareils terrains, les précipitations atmosphériques saturent les couches jusqu'à un niveau dont la profondeur, un peu variable avec les saisons, reproduit, mais en l'atténuant, le relief de la surface. L'eau emmagasinée dans ces couches s'épanche, par l'effet de la pesanteur, sous forme de sources plus ou moins volumineuses, dans les vallons qui accidentent la contrée et d'une manière plus générale dans toutes les anfractuosités du sol. Tel est notamment le gisement des sources de la Vanne captées par la ville de Paris au fond de la vallée de ce nom. On sait qu'elle débouche à Sens dans celle de l'Yonne et sur la carte du dépôt de la Guerre on peut voir que le bassin d'alimentation de ces sources confine à celui des coteaux en bordure sur le flanc droit de la vallée. Il y a donc à la base de ces derniers des sources analogues à celles de la Vanne; mais elles ne paraissent pas au jour. Rencontrant en effet à leurs points d'émergence le gravier alluvien, elles s'y infiltrent et se rendent souterrainement à la rivière, dans laquelle elles se déchargent au niveau de l'étiage.

La basse Yonne est actuellement canalisée au moyen de barrages éclusés. L'opération, qui remonte à 1871, a eu pour effet de maintenir l'eau, en la surélevant, à un niveau peu variable. Mais, comme il fallait s'y attendre, son action s'est étendue bien au delà du cours de la rivière, et la nappe qui circule dans le gravier a été exhaussée en même temps que ses points d'accès. Elle était peu profonde, elle est devenue superficielle. De là de graves dommages pour les excellentes terres alluviennes de la vallée de l'Yonne. Les ingénieurs annoncent dans leurs rapports que l'eau apparaît actuellement en un grand nombre de points, les prairies sont inondées et les terres arables souffrent d'un excès d'humidité.

Comment remédier à cette situation fâcheuse? Les ingénieurs ont pensé que le but serait atteint si l'on parvenait à replacer, au moyen d'un drainage profond, la nappe aquifère du gravier dans sa situation originaire. Ils ont en même temps admis que les eaux provenant de cette opération pourraient bien trouver un emploi à Paris, dont les besoins n'ont pas cessé d'être pressants. Pour donner suite à leur conception, il convenait d'évaluer le volume de l'eau que les drains pourraient fournir et de s'assurer qu'elle était de bonne qualité. Voici comment ils ont procédé à cette double opération :

Le volume d'eau que l'on peut puiser dans la nappe aquifère du gravier a été déterminé par l'accroissement du débit de l'Yonne entre Sens et Courlon. A cet effet, M. Bonneau a établi un service d'observations quotidiennes qui a fonctionné pendant une année entière, du 1er juillet 1886 au 30 juin 1887, au barrage de Saint-Martin, voisin de Sens, et à celui de Courlon. L'accroissement du débit apparent par seconde entre ces deux barrages a atteint 7 m. c. 60, et il n'est pas descendu au-dessous de 2 m. c. 80. En moyenne, on a obtenu 4 m. c. 33. Pour se mettre à l'abri des mécomptes, on a adopté le chiffre minimum, et en en retranchant celui de 0 m. c. 282 qui représente le débit des petits cours d'eau affluents de l'Yonne dans l'intervalle considéré, on a obtenu le volume final des eaux souterraines qui arrivent dans cette rivière en traversant le dépôt de gravier. Il est de 2 m. c. 518, correspondant en vingt-quatre heures à un volume de 217,555 mètres cubes, capable et au delà d'assurer le complément d'approvisionnement de Paris en eau potable [1].

En prenant pour point de départ les observations pluviométriques faites dans le bassin de la Seine et tenant compte tant de l'étendue superficielle des versants de la vallée de l'Yonne entre Sens et Courlon que du coefficient de pénétration des précipitations atmosphériques dans le sol, M. l'inspecteur général Rousseau a obtenu un résultat qui ne s'écarte guère de celui donné plus haut et le vérifie.

D'après M. l'ingénieur Bonneau, l'eau souterraine à capter serait d'excellente qualité. « C'est en effet, dit-il, celle de la nappe qui alimente les puits des villages de Cuy, Évry, Gisy et Serbonnes creusés dans le massif crayeux de la rive droite. D'après les renseignements que nous avons recueillis, l'eau de ces puits est douce,

---

[1] Voici en effet comment on peut établir ce complément d'après les ingénieurs de l'Yonne. L'approvisionnement de Paris à raison de 150 litres par habitant donne un volume de 400,000 mètres cubes par vingt-quatre heures. La Dhuys et la Vanne fournissent 140,000 mètres cubes. On compte en tirer 100,000 des sources de la vallée de l'Avre. Il resterait donc à recueillir 160,000 mètres cubes pour parfaire le chiffre total.

d'une température peu variable (12 à 14 degrés centigrades le 27 juin), toujours limpide, agréable au goût et cuisant parfaitement les légumes. Elle est d'ailleurs salubre; on sait effectivement qu'une eau d'alimentation peut être considérée comme satisfaisant pleinement à cette condition lorsque les populations qui en font usage depuis longtemps sont saines, vigoureuses et sans maladies spéciales. Or les habitants de cette région sont aussi sains que robustes. »

Cette appréciation ne pouvait dispenser d'analyser les eaux à capter. Ce soin a été confié à M. Virally, pharmacien à Sens, lauréat de l'École et ancien interne des hôpitaux de Paris. Pour obtenir des résultats à l'abri de toute critique, M. Bonneau a tenu à recueillir l'eau soumise aux essais sur le parcours même de la conduite de captage projetée. A cet effet, il a fait forer à Saint-Denis, Villeperrot, Champfleury et Courlon des puits dits instantanés, que l'on obtient en enfonçant dans le sol des tuyaux en fer surmontés d'une pompe. Ces puits, qui sont à des distances de la rivière variables entre 150 et 250 mètres, ont été soumis pendant trois mois à des observations régulières ayant pour but de constater l'état de l'eau par rapport à celle de la rivière. Pendant les crues au nombre de quatre qui ont eu lieu dans l'intervalle signalé, l'eau est restée constamment limpide au fond des puits. La température, à peu près indépendante de celle de l'atmosphère et de la rivière, a varié de 9 à 11 degrés centigrades.

Il n'a pas été fait d'analyses complètes, mais seulement de simples essais qualitatifs. Ils ont porté concurremment sur les quatre puits instantanés et sur l'eau de l'Yonne. Les résultats obtenus par M. Virally sont consignés dans un compte rendu en date du 31 mai 1888. Ils offrent des garanties d'exactitude que le Comité n'est pas habitué à trouver dans ces sortes de documents et sur lesquels on peut d'ailleurs exercer un contrôle, la méthode employée étant indiquée en regard de chacun des résultats obtenus. Comme on pouvait le prévoir, il n'y a d'un des puits à l'autre que des écarts peu sensibles, tandis que la composition de l'eau de l'Yonne présente au contraire une différence très tranchée. Du tableau récapitulatif placé à la fin du compte rendu et sur lequel les puits sont rangés dans l'ordre indiqué plus haut, il appert que les eaux recueillies pendant une des crues de la rivière ont un aspect limpide pour les n°s 1, 2 et 4, opalescent pour le n° 3 (Champfleury). Le dépôt n'est sensible que pour ce dernier.

Les degrés hydrotimétriques sont respectivement de 22°,5, 22°,75, 20°, 19°,5. Le résidu fixe à 100° a été trouvé de 0 gr. 36 par litre pour les deux premiers puits. Le bicarbonate de chaux en forme l'élément principal. Dans aucun des puits on n'a constaté la présence des acides sulfurique et azotique; on n'y a pas davantage trouvé d'ammoniaque. Il n'y a que des traces d'acide chlorhydrique et elles sont très sensibles dans les deux derniers puits. Le dosage de la matière organique a montré les résultats suivants, qui ne présentent que des écarts de dixièmes de milligramme : 3 milligr. 70, 3 milligr. 90, 3 milligr. 80, 3 milligr. 846. Enfin l'examen microscopique a donné dans le n° 3 quelques débris organiques, tandis qu'il a été satisfaisant pour les trois autres.

Pour l'Yonne, les résultats correspondants peuvent être résumés de la manière suivante : eau très trouble, abondant dépôt jaunâtre, degré hydrotimétrique 10°,5, traces des acides chlorhydrique, sulfurique, azotique et d'ammoniaque, 73 milligr. 07 de matière organique, examen microscopique mauvais.

Il importe de faire remarquer de suite qu'en rendant compte des essais de M. Virally, M. l'ingénieur Bonneau a, par distraction sans doute, inséré dans son rapport la phrase suivante qui a été acceptée sans contrôle et a certainement exercé une grande influence sur la délibération de la Commission supérieure de l'hydraulique : « Il n'a été trouvé dans l'eau de nos puits que de 3 milligr. 70 à 3 milligr. 90 de matières organiques par litre ; ce qui est peu par rapport à la quantité constatée dans les eaux de la Vanne ».

Après avoir établi dans leurs rapports que les eaux provenant du drainage de la nappe souterraine de la vallée de l'Yonne étaient abondantes et salubres, les ingénieurs ont abordé un autre ordre d'idées. Ayant à les faire accepter par la ville de Paris, ils se sont attachés à montrer que par leur gisement elles ne différaient en aucune façon des eaux de sources. Voyons à cet égard leurs arguments, car je me propose de les réfuter et il n'est que juste de leur donner la parole et de ne passer sous silence aucune des considérations qu'ils ont fait valoir. C'est l'inspecteur général qui a traité cette question avec le plus de développement. Dans son rapport du 4 juillet dernier, il a admis que les eaux de la nappe aquifère souterraine des environs de Sens convenablement captées réunissaient toutes les conditions requises pour être distribuées à Paris conformément aux principes posés par le Préfet de la Seine dans le mémoire présenté le 4 août 1854 à la Commission municipale. Le Préfet cite, en effet, comme un exemple à suivre, ce qui se passe en Angleterre, où les dérivations des sources naturelles ou des sources créées par le drainage sont préférées pour les distributions nouvelles et substituées sur beaucoup de points aux prises d'eau en rivière (p. 38). Il n'y a donc aucune distinction à faire entre les sources naturelles et celles qui proviennent du drainage. La ville de Paris n'a-t-elle pas admis d'ailleurs ces dernières dans son aqueduc de la Vanne? Dans les tableaux annexés au mémoire de M. Belgrand du 20 septembre 1871, sur la dérivation des sources de cette rivière, on lit (p. 59) que les sources d'Armentières introduites dans ledit aqueduc y sont mêlées aux eaux des drains qui aboutissent à Flacy. Dans son mémoire sur les eaux de Paris publié en 1884, Couche annonce que l'aqueduc de la Vanne recueille le débit de plusieurs groupes de sources et celui de nombreux drains. Il en cite un (p. 34) qui donne un débit de 6,000 à 8,000 mètres cubes par vingt-quatre heures. D'après M. Rousseau, l'opération proposée à la ville de Paris aurait même été préconisée par le regretté Belgrand, qui, dans une de ses nombreuses publications : *La Seine,* études hydrologiques (Dunod, 1872), aurait désigné les graviers diluviens comme contenant des eaux potables. Il convient de citer *in extenso* le passage invoqué à l'appui de la thèse soutenue par M. Rousseau. Il est ainsi conçu : «On peut conclure de ce qui précède qu'en ouvrant des galeries filtrantes le long d'une rivière, *on n'obtient un bon résultat que si l'eau des nappes souterraines est elle-même de bonne qualité...* Ce moyen de se procurer de l'eau de source peut être mis en pratique avec avantage dans les plages de graviers des grandes vallées du terrain crétacé du bassin de la Seine.»

Le projet dressé par MM. Bonneau et Barlatier de Mas a été soumis par M. l'inspecteur général Rousseau à la Commission de l'hydraulique agricole dans sa séance du 27 juillet. En le réduisant à ses grandes lignes, que le Comité désirera sans doute connaître, il consisterait à drainer la nappe aquifère du gravier par un grand aqueduc de captage partant de Sens, aboutissant à Courlon et se tenant constamment à une petite distance de la rivière. L'aqueduc, en tuyaux de ciment simplement emmanchés, aurait 1 mètre de diamètre à son point de départ, et sa section constamment croissante atteindrait 2 mètres à son point d'arrivée.

On y établirait des machines mues en partie par la chute du barrage de Courlon, en partie par la vapeur, et qui refouleraient l'eau dans des aqueducs accolés à celui de la dérivation de la Vanne. Elle arriverait donc à Paris à l'altitude du bassin de Montsouris, c'est-à-dire à 80 mètres. La dépense, évaluée à 53 millions de francs, donne, pour le mètre cube d'eau, un prix de revient de 0 fr. 0547, relativement faible par rapport à celui des distributions antérieures.

L'inspecteur général rapporteur, tout en concluant à l'approbation du projet, a proposé de le mettre à l'essai en construisant une partie de l'aqueduc de captage et en jetant les eaux dans la conduite actuelle de la Vanne, après les avoir élevées au moyen d'une machine.

La Commission n'a pas adopté cette dernière conclusion, mais, conformément aux propositions de l'inspecteur général, elle a émis l'avis qu'il y avait lieu :

1° D'envoyer à M. le Préfet de la Seine une expédition de l'avant-projet de MM. Bonneau et Barlatier de Mas, ainsi qu'une copie du rapport et de la discussion, en le priant d'appeler l'attention des ingénieurs du service municipal de la ville de Paris sur les avantages d'un projet qui paraît de nature à fournir un volume considérable d'une eau éminemment propre à l'alimentation, sans que l'agriculture ou les usines hydrauliques aient à souffrir de ce prélèvement;

2° De féliciter les auteurs de cette étude, c'est-à-dire M. Cahen, ingénieur en chef d'Eure-et-Loir, promoteur de l'idée, et MM. Barlatier de Mas et Bonneau, ingénieurs de l'Yonne, qui ont su lui donner corps.

M. Humblot, ingénieur en chef des eaux de Paris, auquel le dossier a été soumis à la suite du renvoi que le Ministre de l'agriculture en a fait au Préfet de la Seine, a apprécié le projet dans un rapport sommaire. Il s'est posé les trois questions suivantes :

1° Les eaux proposées sont-elles acceptables au point de vue de la qualité?

2° Leur volume est-il certain?

3° La dépense de leur adduction est-elle proportionnée au résultat qu'on doit en attendre?

Sur les deux dernières questions, il s'est contenté de faire des réserves. La qualité des eaux à dériver a été au contraire de sa part l'objet d'un examen plus détaillé. Sur cette question, il ne partage pas les illusions des ingénieurs de l'Yonne. Il estime que, si les populations rurales de la vallée ont une santé florissante, elles le doivent à l'air qu'elles respirent et au genre de vie qu'elles mènent plutôt qu'à la qualité des eaux des puits de la région. M. Humblot, qui a habité Sens pendant longtemps, annonce qu'avant le don gracieux que Paris a fait à cette ville d'une distribution d'eau à l'occasion de la dérivation de la Vanne, les puits qui y étaient en usage fournissaient de l'eau de mauvaise qualité, et qu'un grand nombre d'habitants s'approvisionnaient à la rivière. Cet ingénieur en chef était bien placé pour relever l'erreur commise par M. Bonneau dans la discussion des résultats des essais entrepris sur les eaux à drainer. Il serait, dit-il, très inquiet si l'une des analyses de l'observatoire de Montsouris accusait plus de 1 milligr. 5 de matière organique dans l'eau puisée au réservoir de la Vanne à Montrouge. Ce n'est donc qu'un peu plus du tiers de la quantité constatée dans les eaux de la nappe souterraine de la vallée de l'Yonne.

En résumé, M. Humblot s'est montré défavorable à l'adoption du projet.

Dès le début de mon rapport, j'ai annoncé que je considérais ce projet comme étant absolument inacceptable. Quoique cette conclusion soit en contradiction complète avec celle de l'instruction confiée par le Ministre de l'agriculture au service de l'hydraulique, je n'aurai, je l'espère, aucune peine à la justifier.

La question de la qualité des eaux à dériver est manifestement celle qui intéresse surtout le Comité. Je l'examinerai donc tout d'abord en me référant à la description que j'ai faite de leur gisement. On a vu comment l'eau des sources situées à la base des coteaux crétacés en bordure dans la vallée de l'Yonne, rencontrant à son point d'émergence le dépôt de gravier diluvien perméable, s'y infiltrait et se rendait souterrainement à l'Yonne dans laquelle elle se déchargeait. On se rappelle que, par l'augmentation du débit de la rivière, on a pu évaluer approximativement le volume de ces eaux souterraines entre Sens et Courlon. On ne saurait donc élever aucun doute sur leur existence et le sens de leur mouvement. Ce n'est d'ailleurs qu'un cas particulier d'un fait général que l'on peut constater dans toutes les grandes vallées. A mon sens, il y a une distinction capitale à faire au point de vue de la qualité des eaux, lorsqu'on les envisage soit en amont, soit en aval de la ligne qui sépare les collines de la vallée ou la craie des alluvions. En amont, on n'a que des eaux pures, et leur communauté d'origine avec celles des sources de la Vanne est un sûr garant de leur identité. Mais la plaine dans laquelle elles pénètrent en aval, c'est là qu'est manifestement l'écueil. Elles y sont tellement à fleur de sol, recouvrant les prairies, humectant les terres arables et le fumier qui y est accumulé, qu'*a priori* on est conduit à y admettre la présence des matières organiques. La faible couche de gravier qu'elles traversent est en effet impuissante à les épurer. J'ai eu la curiosité d'établir avec le dernier recensement la densité de la population dans la partie de la vallée de l'Yonne comprise entre Courlon et Sens. En y comprenant cette ville, comme il convient de le faire puisque le drain de captage aurait son origine sur un des points de sa périphérie et en aval, on trouve qu'il y a 500 habitants par kilomètre carré, chiffre énorme, décuple de la moyenne de l'ensemble du département de l'Yonne. On ne trouve dans le dossier aucun renseignement sur les conditions dans lesquelles sont établies les fosses d'aisances à Sens et dans les villages environnants; mais il est très probable qu'on confie à la nappe souterraine du gravier le soin d'en écouler le contenu dans la rivière. *A priori*, on peut donc affirmer que cette nappe est souillée par les déjections de toute nature de la vallée. L'analyse n'a fait que confirmer cette prévision en y accusant la présence d'une quantité de matières organiques suffisante pour la faire considérer comme suspecte. Remarquons encore que ce n'est là qu'un minimum et que, si on donnait suite au projet, l'aspiration produite par les drains aurait certainement pour conséquence d'en augmenter la proportion.

D'un autre côté, si l'on envisage avec quelle facilité s'effectuerait la propagation des germes pathogènes dans un terrain aussi perméable que l'est le gravier de la vallée de l'Yonne, on ne peut qu'être effrayé des conséquences qu'aurait pour la ville de Paris l'apparition d'une maladie épidémique dans une des localités situées aux abords de l'aqueduc de captage. C'est encore une raison pour rejeter le projet soumis au Comité [1].

[1] Cette appréhension n'est pas une simple conjecture. En se reportant à l'excellent rapport présenté au Comité d'hygiène, dans sa séance du 18 juillet 1887, par M. le Dʳ Pouchet, sur l'épidémie de fièvre typhoïde qui a sévi à Joigny en 1886 (tome XVII, p. 327), on reconnaît qu'elle a été attribuée sans conteste à l'eau des puits qui alimentent le quartier bas de cette ville. A la suite de l'enquête détaillée à laquelle M. Pouchet s'est livré, ces puits ont donc été condamnés comme constituant un danger permanent pour la population du quartier. Or, dans la vallée de l'Yonne, une distance

Il n'est pas hors de propos de qualifier le gisement des eaux souterraines à drainer dans la vallée de l'Yonne. La discussion soulevée à ce sujet par les ingénieurs de l'hydraulique agricole repose sur une confusion constante, tant dans les idées que dans les mots. A entendre ces ingénieurs, le drainage de la nappe donnerait des eaux assimilables à celles des sources. A l'appui de cette prétention, ils ont cité une phrase du rapport de 1854; mais, en s'y reportant, on reconnaît qu'elle n'a eu d'autre but que d'affirmer la prééminence des sources sur les rivières pour l'alimentation des villes, et notamment de celle de Paris en eau potable. Les ingénieurs ont aussi fait allusion aux drainages qui auraient été pratiqués pour augmenter le volume des sources captées dans la vallée de la Vanne. A notre sens, rien n'est plus licite et plus opportun que de pareils travaux, lorsque, pratiqués dans la nappe même des sources à capter, ils ont pour objet d'en tirer tout ce qu'elle peut rendre. Ne les a-t-on pas appliqués avec succès et dans le même but au captage des sources minérales [1]? Enfin, on a mêlé à la discussion relative au gisement des eaux le nom de l'éminent ingénieur qui a rendu un service signalé, non seulement à Paris, mais à la France entière, en montrant que les sources réunissaient seules les qualités requises pour l'alimentation des populations en eau potable. J'ai trop connu Belgrand pour laisser les ingénieurs de l'hydraulique s'abriter sous un pareil patronage. Dans son rapport, M. Humblot

de 25 kilomètres seulement sépare Sens de Joigny et les puits de ces deux localités sont creusés dans le même banc de gravier diluvien. On ne saurait condamner les uns sans jeter sur les autres un discrédit manifeste. Nous avons jugé à propos de faire ce rapprochement, parce qu'il met en pleine évidence le danger qu'il y aurait à amener à Paris les eaux de la nappe souterraine de la plaine de Sens.

[1] Si nous approuvons la recherche des eaux de source au moyen de travaux souterrains poussés dans la nappe même qui leur donne naissance, nous considérons qu'il y a au contraire de graves inconvénients à introduire dans la conduite d'amenée celles qui peuvent être mises à jour pendant l'exécution des travaux en dehors de la région de la nappe. Il y a en effet une distinction capitale à établir au point de vue de la qualité entre les eaux de ces deux provenances. Dans le premier cas, les eaux captées ne différeront en aucune façon de celles des sources elles-mêmes. Dans le second, elles auront la plupart du temps une autre origine. En outre, étant recueillies dans des tranchées peu profondes, puisqu'au delà d'une certaine hauteur on est amené à exécuter des tunnels, ces eaux seront constamment superficielles et, par conséquent, imparfaitement épurées. On peut poser en principe que le produit des sources soumises à l'enquête et analysées peut seul être distribué pour les usages domestiques. En y contrevenant, on s'expose à compromettre l'opération pour un résultat fort médiocre. Il est manifeste, en effet, que les eaux rencontrées dans les travaux d'adduction ne constitueront jamais qu'une fraction très minime du volume des sources captées. Elles pourront au contraire introduire dans le bassin de réception une proportion considérable de matières organiques.

a rappelé que Belgrand connaissait bien la nappe des graviers de l'Yonne et qu'il la montrait à ses collaborateurs dans les chambres d'emprunt très nombreuses aux abords du chemin de fer de Lyon où elle est à jour. Mais c'était sans doute pour leur donner une leçon et les tenir en garde contre l'opinion trop répandue qui attribue l'eau des puits des vallées à une pénétration souterraine de la rivière. Il me répugne d'admettre que Belgrand ait jamais songé à faire usage de l'eau de ces crapaudières infectes et à l'aspect repoussant qui étaient si loin de son idéal.

Mettons donc une conclusion à la discussion soulevée au sujet du gisement des eaux souterraines des graviers de la vallée de l'Yonne en affirmant que ce ne sont que des eaux de puits, assimilables à celles employées dans tous les villages de la plaine et à Sens, antérieurement à sa distribution. Il ne faut pas aller bien loin dans la vallée de la Seine pour en trouver l'équivalent exact. Sans franchir les remparts, n'avons-nous pas, en effet, nos collines tertiaires de Montmartre et de Ménilmontant qui contiennent des sources comme les coteaux crétacés des environs de Sens? Le jeu des eaux y est identique. Celles-ci s'épanchent et divaguent dans le gravier diluvien des quartiers situés en contre-bas sur la rive droite du fleuve, et elles y alimentent de nombreux puits. Pourquoi dès lors aller chercher à 100 kilomètres ce que nous possédons déjà? Mais rouvrir les puits de Paris, ce serait remonter le cours des temps et reprendre les errements d'un passé à jamais condamné au grand avantage de la santé publique.

Nous avons donc l'honneur de proposer au Comité de déclarer que le projet d'adduction des eaux souterraines de la vallée de l'Yonne qui lui a été soumis est complètement inacceptable au point de vue de l'hygiène et qu'il n'y a pas lieu, de la part de la ville de Paris, de le prendre en considération.

Conclusions approuvées par le Comité consultatif d'hygiène publique de France, dans sa séance du 19 novembre 1888.

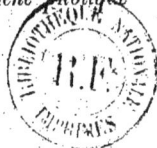

Imprimerie Nationale. — Avril 1889.